Guérétin

108

Td 19.

MÉMOIRE

SUR UNE ÉPIDÉMIE D'ANGINE SCARLATINEUSE, OBSERVÉE DANS LE CANTON DU LION-D'ANGERS (MAINE-ET-LOIRE), PENDANT L'ANNÉE 1841 ; *Par* J. GUÉRÉTIN, *D. M. P. au Lion-d'Angers, ancien interne des hôpitaux d'Angers et de Paris, membre correspondant de la Société de médecine d'Angers et de celle de Château-Gonthier (Mayenne).*

La contrée qui a servi de théâtre à l'épidémie que je vais décrire est boisée, montueuse, également riche à peu près sur tous ses points, traversée par l'Oudon, affluent de la Mayenne, et située à cinq lieues nord-ouest d'Angers. Les villages y sont moins multipliés et moins considérables que dans bien d'autres contrées, comme la Touraine, le Loiret, etc. Elle est à peu près également exposée à tous les vents. D'une douzaine de paroisses qui la composent, les communes de Brain-sur-Longuenée, de Vern, de Gené, d'Andigné, et surtout celle du Lion-d'Angers (chef-lieu de canton), ont offert le plus grand nombre de malades. Des fièvres continues et intermittentes règnent fréquemment dans le canton d'une manière endémique. Cette année encore, pendant le règne de la scarlatine qui va m'occuper, j'en ai traité un grand nombre. Des angines croupales ont existé épidémiquement dans le pays, il y a environ une dixaine d'années, et ont fait beaucoup de victimes. Quelques cas de croup ont paru depuis, mais rares et la plupart du temps isolés. Je ne sache pas que, depuis dix à douze ans au moins, on y ait vu des angines scarlatineuses et épidémiques, et depuis bien longtemps celles qu'on a pu y observer ont toujours été bénignes ; car, l'année dernière encore, l'opinion générale de la contrée était que la scarlatine ne faisait jamais mourir.

A l'époque où les premiers cas se sont offerts à mon observation, le temps était froid, brumeux, sombre, très malsain, tout à fait insolite pour la saison. Ce temps durait depuis une quinzaine de jours. Depuis, pendant la plus grande partie de l'été et de l'automne, les pluies, les vents et une température

froide ont occupé le plus grand nombre des journées. A peine
avons-nous vu, pendant ces deux saisons, quinze jours consé-
cutifs secs et chauds.

En avril et mai 1841, j'eus souvent l'occasion de voir, principalement chez les enfants de deux à douze ans, un exanthème
cutané, à peine fébrile, très fugace, qui offrait tous les caractères des rougeoles bénignes. Un peu de malaise, un peu de
toux ou de coryza, et, chez presque tous les malades, une diarrhée légère pendant trois ou quatre jours, accompagnaient cet
exanthème. Dans la plupart des cas, l'enfant continuait à cou-
rir, à s'amuser, à manger comme de coutume. La guérison
était parfaite au bout de quatre à cinq jours. Cette prédomi-
nance morbide disparut vers la dernière quinzaine de mai. Des
catarrhes, des rhumatismes, des pleuro-pneumonies graves,
surtout des fièvres intermittentes simples et pernicieuses
existaient presque exclusivement alors.

Début et marche de l'épidémie. — Je n'avais vu encore
aucune angine, et mes confrères n'en voyaient pas plus que
moi, lorsque je fus appelé dans les premiers jours de juin
1841, dans une maison riche, bien aérée, à une lieue et demie du
Lion-d'Angers. Cette maison, placée sur la lisière d'une forêt,
et voisine de vastes pièces d'eau, offre fréquemment des fièvres
intermittentes. Ces fièvres y existaient dans les semaines qui
avaient précédé ma visite, et sur les malades même que j'étais
appelé à voir. Elles avaient déjà récidivé, malgré le sulfate de
quinine.

Obs. I. Une petite fille de six ans me fut présentée ; elle avait une fièvre tierce depuis quinze à vingt jours. Le jeudi, l'accès fébrile avait
paru, et l'on m'appelait le samedi, parce que, contre l'ordinaire, la
fièvre n'avait point cessé et s'était compliquée d'un fort embarras à
la gorge et dans les fosses nasales. Les amygdales, énormément
gonflées, remplissaient l'arrière-gorge. Elles étaient recouvertes
dans toute leur étendue d'une pseudo-membrane unique, grisâtre,
un peu molle et cependant fortement adhérente qui se continuait
sur les piliers et en haut dans les fosses nasales. L'haleine était fétide, les voies aériennes libres, la fièvre forte. Il y eut une éruption
cutanée, fugace et mal caractérisée. L'enfant succomba le treizième

jour aux symptômes généraux. Les voies aériennes restèrent constamment libres.

Trois autres enfants, ses sœurs, étaient dans la maison : toutes trois furent successivement prises de la même affection, à des degrés différents : la seconde, le lendemain de la première, et les deux autres dans les quinze jours qui suivirent la mort de celle-ci. Une seule sur ces trois dernières offrit une éruption cutanée bien apparente. Elle succomba aussi. Dans la même habitation, pendant le traitement de ces premiers malades, sur neuf personnes sept accusèrent du malaise, de l'embarras saburral, un brisement général, une angine douloureuse, caractérisée par une rougeur vive, comme érysipélateuse, avec gonflement de toute l'arrière-gorge, etc., tous les signes, en un mot, que je regarde comme ceux de la forme la plus bénigne de l'affection.

L'épidémie se prononça rapidement près de la maison qui nous occupe, et, à la même époque, un garçon de cinq ans succombait de la même manière. A une lieue et demie de là, dans la même quinzaine aussi, je voyais, dans une ferme, plusieurs malades qui n'avaient eu aucuns rapports ni directs ni indirects avec le premier foyer. L'un d'eux, enfant âgé de cinq ans, succombait à la propagation des pseudo-membranes dans le larynx. C'est le seul cas de cette espèce que j'aie vu pendant toute l'épidémie.

De ce moment, les cas se multiplièrent, le génie épidémique devint plus apparent, les éruptions cutanées se montrèrent mieux caractérisées. Le mal a marché ensuite, et presque jusqu'à l'époque où nous écrivons, d'une façon toute capricieuse, tantôt paraissant se propager par contagion, tantôt franchissant de vastes espaces, sans intermédiaire ; quelquefois prenant une activité nouvelle, parfois, au contraire, semblant s'arrêter. Cette manière d'être n'est point nouvelle pour l'espèce d'épidémie qui nous occupe. M. Bretonneau, entre autres, a parlé d'un fléau semblable qui ravagea à peu près de même le département d'Indre-et-Loire, depuis l'année 1824 jusqu'en 1828. M. le professeur Trousseau a vu les départements du Loiret

de l'Indre et de Loir-et-Cher, horriblement et presque conti-
nuellement dévastés par les scarlatines, pendant les années 1826,
1827 et 1828.

Mortalité. — Dans l'espace de cinq mois, j'ai vu dans ma
pratique particulière quatre vingt dix-neuf malades dont huit
ont succombé. C'est un mort sur douze malades environ. Quoique ce résultat soit loin d'être aussi funeste que celui de plusieurs épidémies (Gilbert Blanc, de 1795 à 1806 : un mort sur
quatre malades, Lehman, en 1825, à Torgau : un mort sur
huit malades. Bateman, en 1743, Fothergill, en 1746 ; et à une
époque plus rapprochée de nous, MM. Bretonneau et Trousseau qui ont vu des communes de la Touraine décimées par ce
fléau, etc.), on ne peut disconvenir toutefois qu'il y a loin de
ce que nous venons de rapporter à ce qu'avait vu Sydenham
qui prétendait que la scarlatine n'était jamais qu'une simple
indisposition, à ce que disait, en 1823, M. Bretonneau lui-
même, qui pendant une pratique de vingt-quatre ans n'avait
encore vu mourir aucun malade, enfin à ce que nous voyons
depuis long-temps dans la plus grande partie du département
de Maine-et-Loire où l'opinion le plus généralement répandue
était que la scarlatine ne faisait presque jamais mourir.

Tous les âges ont été à peu de chose près également exposés
au fléau ; la mort est survenue à peu près à tous les âges ; les
mois de septembre et d'octobre ont offert moins de malades que
les mois précédents.

Symptômes.

Notre épidémie a révélu, quant aux symptômes, des aspects
divers et bien tranchés. Comme l'a vu M. Bretonneau, dans
d'autres circonstances (Journal des connaissances méd. chirurg.
Années 1833-34), tantôt très légère, elle a constitué à peine
une indisposition de quelques jours ; tantôt elle a paru avec des
caractères aussi malins que ceux de la peste ; tantôt tous les
malades atteints pendant un de ses paroxysmes n'ont été que
légèrement frappés ; tantôt tous, ou presque tous, l'ont été
gravement. Le temps d'incubation m'a semblé ici généralement

plus long que dans les autres maladies épidémiques et conta-
gieuses. Ce n'était bien souvent qu'après douze ou quinze jours
de rapports avec des gens infectés qu'une nouvelle victime était
atteinte. Les observations de quelques auteurs ne concordent
pas avec les miennes sous ce rapport. Ainsi M. Gendron , entre autres , (*Journ. des conn. méd.-chir.* Janvier 1835), a
vu que l'incubation de la scarlatine et de la rougeole ne dépas-
sait pas ordinairement plus de quatre jours. J'ai rarement remarqué , pendant la période d'incubation , quelque chose
de particulier chez le sujet atteint de la maladie.

Ayant, comme M. le docteur Ridard de Corné, remarqué
trois degrés bien distincts dans la maladie (*Gazette médi-
cale* 1834), je décrirai une *forme légère* , une forme plus
sérieuse ou *forme moyenne*, et une *forme maligne*.

1. *Forme légère*. — L'angine a presque toujours été le
premier symptôme. Déglutition gênée ; rougeur diffuse caractéristique de l'angine scarlatineuse, dans toute l'arrière-gorge.
Amygdales et ganglions du cou rarement gonflés. Parfois
seulement, sur le pharynx, quelques flocons pseudo-membraneux, caséiformes, peu adhérents ; ou bien petits points d'un
blanc jaunâtre, plus adhérents, et sans inconvénients marqués.

Un malaise général apyrétique, mais plus souvent une fièvre
continue, légère , une lassitude générale, quelques frissons
vagues, un peu d'anorexie, une diarrhée légère, plus souvent
de la constipation, rarement quelques vomissemens, un peu
céphalalgie, des défaillances épigastriques passagères, etc...,
accompagnaient l'angine ; parfois aussi presque tous ces symptômes manquaient , et malgré l'angine les enfans n'interrom-
paient pas leurs jeux. Dans quelques cas au contraire, le gonflement des amygdales et l'épaisseur de la fausse membrane
semblaient accuser une plus grande intensité de la maladie,
quoiqu'une prompte guérison vînt prouver qu'il n'en était
rien. Quelquefois chez ces malades, mais c'était l'exception, survenait à la peau des rougeurs scarlatineuses ou
miliaires, ordinairement fugaces. L'angine servait plus souvent
seule à caractériser l'affection.

Au bout de quatre ou cinq jours, assez rarement plus, d'un traitement très simple : tisane émolliente, tissus de laine chauds autour du cou, repos, le malade se trouvait mieux, la rougeur de la gorge s'éteignait, la déglutition redevenait normale, les rougeurs de la peau s'effaçaient, et le malaise fébrile avait promptement disparu.

2. *Forme moyenne.* — Ici nous avions un ensemble de signes bien mieux dessinés : frissons plus ou moins violents au début, fièvre vive, peau brûlante ; conjonctives injectées, muqueuse labiale d'un rouge pourpre ; céphalalgie ordinairement très supportable, quelques éblouissements, parfois un délire léger et fugace, nausées, vomissements modérés et habituellement bilieux ; constipation d'abord, suivie ordinairement pendant deux ou trois jours, d'un peu de diarrhée (deux à trois selles chaque jour) sans douleur, ni tension abdominale. Défaillances, un peu d'épigastralgie, légère accélération du mouvement respiratoire, assez rarement fétidité de l'haleine. Un peu de malaise, de brisement général et de fièvre, précédait parfois l'angine, mais plus souvent le début était prompt.

L'angine était encore là presque toujours un des premiers symptômes : le gonflement des ganglions sous-maxillaires et cervicaux, celui des amygdales, étaient souvent très apparents au toucher, et même à l'œil ; l'arrière-gorge offrait une teinte d'un rouge vif qui se continuait sur le palais, sur la langue et moins souvent sur toute la muqueuse buccale. Le gonflement de l'arrière-gorge, rapide le plus souvent (vingt quatre à quarante-huit heures), paraissait résulter en partie d'une infiltration sous-muqueuse ; l'isthme du gosier était plus ou moins obstrué par les amygdales, les piliers et la luette dont le gonflement allait parfois au point de mettre ces organes en contact. Dans quelques cas, gêne extrême au point que parfois les boissons revenaient en partie par le nez. Nausées, regurgitations, expuition de mucosités desséchées embarrassant la gorge et provoquant des efforts de vomissement. Chez la moitié des malades au moins, dans les deux ou trois premiers jours , les amygdales d'abord , et souvent les autres parties enflammées, se tapissaient de flocons pseudo-membraneux, caséiformes, peu adhérents, pulpeux, ou bien plus rarement de plaques d'un blanc-jaunâtre, un peu plus consistantes, plus adhérentes , et persistant plus longtemps. Ces pseudomembranes s'agrandissaient, se multipliaient, envahissaient parfois les deux côtés de l'arrière-gorge , quelquefois toute la région phlogosée. Un peu d'enrouement, une légère douleur au larynx , une toux sèche, une respiration embarrassée , indiquaient quelquefois la propagation de l'inflammation dans le larynx et la trachée. Mais l'absence constante des signes pathognomoniques du croup me porte à croire que, dans les voies aériennes, la phlogose n'était point pseudo-membraneuse.

OBS. II. Une fois seulement il n'en a pas été ainsi ; vers le commencement de l'épidémie, j'ai vu, dans une maison où se trouvaient plusieurs scarlatineux, un garçon de cinq ans près duquel je fus appelé le quatrième jour seulement, succomber manifestement au croup. Il offrit une éruption cutanée mal dessinée, et les symptômes généraux ordinaires à l'épidémie.

Quoique je n'aie point fait l'autopsie, la toux et la voix croupales, la mort au cinquième jour par une suffocation évidente, etc., n'ont laissé, dans mon esprit, aucun doute sur l'existence du croup.

J'ai eu du reste pendant tout le cours de l'épidémie constamment l'occasion de remarquer la non tendance des fausses membranes de l'angine scarlatineuse à se propager dans les voies aériennes.

Les amygdales gonflées m'ont offert fréquemment, dans la *forme moyenne* comme dans la forme maligne , un aspect tout particulier que je crois devoir décrire. Leur face était déchiquetée, comme coupée à pic, et les fausses membranes qui la tapissaient semblaient comme enfoncées dans l'organe ; on eût dit que cet organe avait perdu une partie de sa substance.

Toutes les fois que l'angine était intense, on notait la prolongation de la phlogose à la partie postérieure des fosses nasales. Une chaleur douloureuse accompagnée de sécheresse était ressentie par le malade dans cette région. Fréquemment alors, il était obligé de respirer la bouche ouverte et d'entretenir, par là, la sécheresse et la douleur pharyngiennes.

La peau restait presque constamment sèche, d'une chaleur âcre et brûlante, surtout pendant les premières journées. Une diaphorèse, toujours très modérée du reste, survenait parfois vers le quatrième ou cinquième jour. Je n'ai pas vu que cette moiteur ait influé d'une manière notable sur la marche de l'affection. J'ai vu quelquefois aussi la peau moite dès le début, rester constamment telle : mais c'était une exception rare.

Dans cette *forme moyenne* de l'affection, l'éruption à la peau a manqué encore dans la moitié des cas à peu près. Après sept à huit jours, quelquefois plus, souvent moins, la fièvre tombait, l'angine disparaissait, le malade reprenait sa santé, sans qu'aucunes rougeurs ou quelques vésicules se fussent montrées ; ces cas étaient les moins graves.

Dans les cas où l'éruption s'est montrée, tantôt c'étaient des rougeurs exanthémateuses isolées, fugaces, d'un diagnostic douteux, disparaissant promptement pour reparaître souvent et capricieusement à plusieurs reprises ; tantôt, et plus fréquemment, c'était une éruption scarlatineuse bien caractérisée parcourant toutes ses périodes ; ou une multitude de petits points rouges lenticulaires, parfois papuleux, très rapprochés, donnant à la peau une surface rugueuse, et paraissant constituer ce que les auteurs ont décrit sous le nom de miliaire exanthémateuse et papuleuse. Tantôt, enfin, mais plus rarement, c'étaient de vraies plaques d'urticaire, bien dessinées et passagères comme elles le sont d'habitude. Dans un bon nombre de faits, les rougeurs d'aspect varié dont nous venons de parler, ont offert à leur surface les vésicules très ténues, très multipliées, transparentes ou laiteuses de la miliaire. Ces éruptions se sont réunies, compliquées de mille manières ; mais toujours l'éruption scarlatineuse bien dessinée, bien franche, m'a paru la plus constante. Les rougeurs lenticulaires multipliées, les papules et les vésicules miliaires, se sont montrées surtout dans les premiers mois de l'épidémie ; depuis six semaines au moins, les plaques scarlatineuses ont été l'é-

ruption presque unique. Le siège de ces exanthèmes était quelquefois toute la surface cutanée; plus souvent ils se sont mon-
trés sur certaines parties, et de préférence au cou, au haut
du thorax, au ventre, mais surtout aux avant-bras et aux
mains, où ils étaient très remarquables.

Tantôt ces éruptions paraissaient rapidement, en même
temps ou presque en même temps que l'angine et la fièvre. Ces
cas étaient les plus heureux. Les phénomènes à la peau se
montraient alors capricieux, disparaissaient rapidement, et
reparaissaient parfois à plusieurs reprises, ou bien accompagnaient le mal de gorge et la fièvre dans leur marche et
leur terminaison. Plus souvent la peau ne rougissait que du
second au quatrième jour, et généralement alors les symptômes généraux étaient un peu plus sérieux et un peu plus
persistants.

Pour la nature et l'intensité de l'angine, pour l'aspect de l'é-
ruption, la forme moyenne, ainsi que je l'ai déjà dit, n'a souvent
que peu ou point différé des cas malins. C'était l'ensemble des autres symptômes qui éclairait le praticien. Ici, la réaction générale, quoique vive, était toujours franche, le pouls était dé-
veloppé, fréquent, mais régulier, égal. Les défaillances, les
nausées, les vomissements, la diarrhée, les frissons, l'épigastralgie, etc...., restaient constamment modérés, le délire n'é-
tait jamais que fugace, etc....; en un mot, la différence était
habituellement assez tranchée pour que, dès ses premières visi-
tes, le médecin pût juger si le cas deviendrait des plus sérieux.

La *terminaison* a toujours été heureuse dans la forme
moyenne. J'ai déjà dit que lorsque l'éruption ne s'est point
montrée vers le cinquième ou sixième jour, la fièvre tombait,
l'angine s'améliorait rapidement et la convalescence était
prompte; dès le huitième ou neuvième jour, le malade avait
repris son appétit, ses forces et souvent même ses occupa-
tions. Aucun symptôme ne m'a paru critique. Je n'ai vu à la
suite de ce degré du mal, ni décomposition apparente des li-
quides, ni surdités, ni abcès ganglionaires, ni diarrhées persis-
tantes, ni faiblesse extrême et longtemps prolongée, etc., etc.

3. *Forme maligne.* — J'arrive à la troisième forme de l'épidémie. Tantôt l'affection marchait d'abord d'une manière insidieuse pour ne revêtir que plus tard les signes bien tranchés de malignité. Tantôt la marche était plus rapide, les symptômes fébriles des plus violents, et la malignité évidente dès le début. De là, deux formes malignes qu'on pourrait nommer *forme lente* et *forme aiguë*.

Parlons d'abord de la *forme lente*.

Une violente angine constituée par un gonflement considérable des amygdales, par des pseudo-membranes sur toute leur surface, et souvent sur les piliers, sur la luette et sur les parois pharyngiennes, était observée ordinairement dès la première visite. Les pseudo-membranes étaient plus étendues, plus épaisses, plus consistantes et d'un blanc jaunâtre ; pour les détacher il fallait une certaine traction, et au dessous l'on trouvait une surface excoriée, saignante. Au bout de trente-six à quarante-huit heures, ces couennes se ramollissaient, devenaient grisâtres, pulpeuses, etc. Cette angine peu douloureuse, négligée parfois pendant plusieurs jours, s'accompagnait de frissons vagues, de malaise, d'un brisement général, d'une fièvre modérée à redoublements, et qui persistait parfois ainsi pendant la première huitaine. Le cou fortement gonflé dès le début, exécutait difficilement ses mouvements ; la face était pâle, comme bouffie, l'haleine fétide, la respiration normale ou seulement embarrassée par l'état des fosses nasales, ou par une légère laryngo-trachéite. Chez plusieurs de ces malades, la phlogose pseudo-membraneuse existait concurremment dans la gorge et dans les fosses nasales ; il y avait alors des épistaxis, des écoulements purulents mêlés de parcelles membraneuses ramollies, qui finissaient par excorier l'ouverture des narines et des lèvres, et y déterminaient la formation de plaques blanchâtres couenneuses. La matière mucoso-purulente rejetée par le nez contractait, vers le huitième ou dixième jour, et souvent plutôt, une odeur entièrement fétide. Je n'ai vu ces coryzas pseudo-membraneux que dans les deux premiers mois de l'épidémie.

Loin de s'améliorer par les cautérisations et par l'usage des détersifs ou des astringents, la gorge devenait plus laide, déchiquetée, rouge lie de vin, noirâtre, d'une fétidité repoussante. Vers le cinquième jour, rarement plus tôt, quelquefois plus tard, une éruption cutanée se montrait : c'étaient d'ordinaire les petits points rouges lenticulaires, multipliés à l'infini, que nous avons décrits ci-dessus, accompagnés parfois de vésicules miliaires ; quelquefois ces points rouges étaient ternes, livides, disparaissant à peine sous le doigt, ressemblant presque à un purpura très fin ; plus rarement c'étaient les plaques larges et irrégulières de la scarlatine, mais ternes et livides ; quelquefois, enfin, malgré la plus grande attention, on n'a rien pu découvrir à la peau. La prostration, qui avait apparu dès les premiers jours, augmentait, la fièvre devenait plus marquée. Il y avait des régurgitations très fréquentes, le cou devenait énormément gonflé. Les vésicatoires appliqués soit au cou, soit aux membres, se recouvraient de couennes épaisses et gangrénées. La face, les paupières surtout, quelquefois tout le corps, devenaient leucophlegmatiés, le ventre se ballonnait, des selles très fétides, parfois sanglantes, avaient lieu dans les derniers temps, des convulsions apparaissaient, et le malade succombait du huitième au quatorzième jour.

Dans la *forme maligne aiguë*, la scène présentait un tout autre aspect : début ordinairement prompt par une fièvre des plus violentes et une angine intense ; brisement général des forces porté quelquefois en vingt-quatre ou trente-six heures, au point que le malade pouvait à peine se soulever dans son lit ; frissons intenses et persistants durant les trois ou quatre premiers jours, se renouvelant aussitôt qu'on soulevait les couvertures. Presque dès le début, délire d'abord intermittent, devenant continu au bout de deux ou trois jours. J'ai vu un cas où le délire survenu avec la fièvre ne céda point jusqu'à la mort. Nausées presque continuelles, vomissements énormes, suivant l'expression de M. Bretonneau (*Journal des connaissances médicales et chirurgicales*, année 1834); diarrhée abondante dès le premier ou le second jour (cinq à quinze selles en vingt-quatre heures) ; selles parfois involontaires, un peu de douleur et de météorisme du ventre. Pouls d'une fréquence extrême, devenant dès les premiers jours inégal, irrégulier, et fréquent au point qu'on avait de la peine à le compter. Peau d'une sècheresse âcre et brûlante dans certaines régions, froide et comme glacée dans d'autres, aux joues principalement. Froid continuel aux pieds, malgré les bouteilles d'eau chaude ; faciès enflammé dans des moments, prostré dans d'autres ; vive injection des yeux ; pressentiments tristes, épigastralgie intense, fétidité de l'haleine, accélération marquée de la respiration. Angine telle que je l'ai décrite dans la forme moyenne, mais ici presque toujours violente. Sécheresse extrême du gosier ; efforts presque continuels d'expuition et crachottement. Rougeur pourpre de toute la muqueuse buccale et pharyngienne ; pseudo-membranes floconneuses, caséiformes, dans la gorge et la bouche, sècheresse et rougeur des ouvertures nasales. L'éruption cutanée était à peu près constante et presque toujours scarlatineuse ; habituellement générale, elle se montrait parfois dans les premières vingt-quatre ou quarante-huit heures, et se développait bien : c'étaient les cas les plus heureux ; plus souvent elle n'apparaissait que vers le quatrième ou cinquième jour, et souvent alors laborieusement et incomplètement. L'exanthème scarlatineux était d'abord d'un rouge pourpre, mais il prenait fréquemment et avec rapidité une teinte blafarde, violacée. Une teinte ictérique générale de la peau accompagnait l'état bleuâtre des taches scarlatineuses. Ces changements dans l'aspect de l'éruption de la peau survenaient vingt-quatre à trente-six heures avant la mort. Toujours ils ont annoncé une terminaison fatale ; ceux qui guérissaient ont toujours conservé la teinte pourpre, comme érysipélateuse, de l'exanthème, et ce sont surtout ceux chez lesquels cet exanthème a été précoce.

Vers les troisième, quatrième ou cinquième jours, abattement extrême des forces. L'état du malade s'aggravait ; délire plus violent et continuel (on est obligé d'attacher le malade dans son lit) ; persistance de la chaleur âcre et brûlante de la peau, irrégulièrement répartie ; soubresauts des tendons, carphologie, déglutition presque impossible, yeux ternes, décoloration et lividité de l'éruption ; augmentation progressive de la petitesse, de la fréquence du pouls et de l'embarras de la respiration. Mort du malade du troisième au neuvième jour, parfois au milieu de sueurs visqueuses, âcres, parues le dernier jour.

Je n'ai point vu ces phlogoses scarlatineuses bronchiques dont parle M. Sandwith (*The Edimb. med. Journ*, octobre 1833), et qui causaient une oppression promptement mortelle.

Dans la forme maligne lente, les urines étaient sales, boueuses, fétides ; le sang provenant des piqûres de sangsues (car aucune saignée ne fut pratiquée) paraissait plus décoloré, plus séreux que d'habitude. Dans la forme moyennne et dans la forme maligne aiguë, les urines étaient d'un rouge foncé, ammoniacales, puis sédimenteuses vers la fin. Le caillot sanguin n'offrait aucune couenne, et ne paraissait pas s'éloigner sensiblement de l'état normal.

Six malades m'ont présenté les symptômes de la forme maligne lente, et quatre ont succombé. Huit personnes ont été atteintes de la forme maligne aiguë : quatre sont mortes. La terminaison funeste la plus prompte dans ces cas est arrivée le troisième jour ; la plus reculée à la fin du septième. Ces faits, malgré leur extrême gravité, sont encore loin de ce qu'a vu Bateman dans une épouvantable épidémie de scarlatine qui sévit à Paris en 1743, épidémie dans laquelle beaucoup de malades succombèrent au bout de neuf heures de fièvre. MM. Bretonneau et Trousseau (*loco citato*) ont vu aussi des terminaisons fatales bien plus promptes.

J'aurai peu de choses à dire de la convalescence, et des accidents ultérieurs dans l'épidémie dont nous venons de décrire les diverses formes. Franche et prompte dans les deux premières formes, la convalescence traînait davantage après les cas malins. De la faiblesse, de la pâleur de la face, quelques enrouements passagers, une diarrhée sans coliques, des indigestions faciles étaient cependant les seuls phénomènes morbides qui persistassent un peu de temps. Je n'ai vu l'anasarque que cinq fois, et seulement dans la dernière quinzaine d'août et les huit premiers jours de septembre. Quatre enfants de quatre à douze ans et une femme adulte me l'ont présenté. Son apparition coïncida avec un abaissement de la température. Chez les cinq, l'anasarque fut générale ou à peu près ; mais elle ne causa aucune crainte sérieuse, et céda facilement au bout de huit à douze jours à quelques purgatifs, à de légers diurétiques et à un régime tonique. J'ai vu souvent dans la convalescence les jambes enflées pendant assez longtemps, mais tout se bornait là.

_ Deux fois seulement j'ai eu occasion d'observer, à la suite de la forme maligne, des abcès phlegmoneux ganglionnaires du cou. Leur marche fut lente ; un mois après le début de l'affection, l'engorgement n'était pas entièrement fondu, et l'écoulement tari.

Je n'ai pu faire d'autopsies malgré mes instances.

Etiologie.

Rien dans l'état atmosphérique, dans la topographie du pays, dans les habitudes de mes clients, etc., ne m'a rendu compte de l'apparition de l'épidémie dans ma contrée. Les premiers malades que j'ai vus (et ce sont les premières victimes de nos environs sur lesquelles le fléau a commencé à sévir) n'avaient eu aucun rapport, ni direct, ni éloigné avec des personnes infectées. Ils étaient dans l'aisance, entourés de soins hygiéniques nombreux. Les malades qui les suivirent n'eurent non plus aucune communication appréciable avec eux. Plus tard, la contagion, soit après des rapports directs avec les foyers d'infection, soit par l'intermédiaire de gens qui avaient déjà approché des malades, a toujours ensuite été la cause la plus patente des nouveaux cas qui se déclaraient. Les personnes de vingt-cinq à trente ans étaient prises, à peu de différence près, tout aussi souvent que les enfants.

Le mal était ordinairement bien plus grave quand il attaquait une personne déjà sous l'empire d'une autre affection, de fièvres intermittentes surtout, qui avaient déjà plus ou moins détérioré sa constitution. Il en était de même des sujets qui étaient dans la misère, logés dans des maisons humides, mal aérées, dans lesquelles l'air circulait difficilement.

Pour expliquer notre épidémie dans les sauts qu'elle faisait fréquemment de l'extrémité d'une commune à l'autre, sans qu'on pût découvrir aucune trace de filiation, pour se rendre compte de sa persistance, persistance non ordinaire aux autres affections exanthémateuses épidémiques ; pour expliquer les paroxysmes capricieux de sa marche, pour dire pourquoi presque tous les malades tombés pendant un de ces paroxysmes étaient plus sérieusement pris que ceux d'une époque de recrudescence antérieure ou postérieure, pour spécifier les prédispositions individuelles à la contagion, je n'en sais pas plus long que ceux qui ont décrit des épidémies semblables. Je crois que dans ces cas le rôle du médecin se borne encore aujourd'hui à rapporter les faits avec exactitude ; ce serait une tâche au dessus des connaissances de l'époque actuelle de vouloir en pénétrer les raisons intimes.

Diagnostic, nature de l'affection.

Si je passe maintenant au *diagnostic* de l'affection, la première question que je crois devoir m'adresser est la suivante : Quel nom donnerai-je à cette maladie ? Souvent l'éruption a manqué, souvent on n'a pu reconnaître dans cette éruption les caractères de la scarlatine : cela est vrai ; mais tous les auteurs aujourd'hui admettent que l'affection scarlatineuse peut exister sans éruption. Pour eux, l'angine spéciale que j'ai décrite est un symptôme presque aussi sûr que l'exanthème, et je ne crois pas qu'aucun d'eux hésite à adopter le nom d'*angine scarlatineuse* que j'ai donné à cette maladie. L'éruption, il est vrai, a revêtu parfois l'aspect de la miliaire; mais dans la miliaire il n'existe presque jamais d'angine avec les caractères que j'ai énumérés. L'éruption qui la caractérise a été plus rare que dans l'exanthème scarlatineux chez mes malades; les sueurs excessives qui en sont un des signes les plus constants n'ont jamais eu lieu chez eux. La miliaire d'ailleurs se joint souvent à l'exanthème scarlatineux, et dans ce cas encore la remarque de M. Chomel (*Dictionnaire de médecine*, deuxième édition, article *Miliaire*) se trouve vérifiée. « Ce n'est la plupart du temps, dit cet auteur, qu'un épiphénomène insignifiant, qu'une éruption qui n'a pas de phénomènes généraux qui lui soient propres. ». On ne peut donc douter de la nature scarlatineuse de l'angine.

On doit tâcher de reconnaître au début de l'épidémie, ai-je dit, la nature de l'angine qu'on est appelé à traiter. C'est là un problème des plus importants et souvent des plus difficiles à résoudre, et néanmoins on doit le résoudre promptement, car dans sa solution gît tout le traitement. Dans les premières semaines de l'épidémie, la nature de la maladie n'est pas ordinairement bien tranchée : alors, les éruptions cutanées sont moins constantes, mal dessinées, plus fugaces. Les symptômes généraux sont insidieux. Le médecin appelé à traiter les angines pseudo-membraneuses, porte surtout son attention sur les voies aériennes. Ce n'est qu'un peu plus tard que la nature de l'affection se caractérise; les éruptions plus tranchées et la non tendance des pseudo-membranes à se porter dans le larynx viennent éclairer le diagnostic. C'est ce qui a eu lieu dans notre épidémie, c'est ce que M. Ridard entre autres a vu dans l'épidémie de 1834 dont j'ai déjà parlé.

Mais c'est dans les premiers jours, dans les premiers moments qu'il importe d'établir un diagnostic positif. Quels seront donc les moyens d'y parvenir ? Pour l'angine scarlatineuse proprement dite, la rougeur comme érysipélateuse des parties phlogosées, du voile du palais, de la voûte palatine, de la langue, etc., est caractéristique. Dans notre épidémie, cette rou-

geur apparaissait presque toujours avant tout autre symptôme, et fixait promptement l'opinion du médecin. Les pseudo-
membranes qui se montrent ensuite ne sont point adhérentes, épaisses, couenneuses, comme dans la diphtérite proprement dite, ou dans l'angine de Fothergill, mais caséiformes, pultacés parfois, peu adhérentes en général; puis enfin
l'ensemble des symptômes généraux n'est plus le même. Aussi,
là n'est pas la difficulté, mais bien dans la distinction de l'angine
diphtéritique proprement dite, et de l'angine scarlatineuse qui
prend, comme je l'ai vu plusieurs fois, les caractères diphtériti-
ques; l'éruption scarlatineuse peut, en effet, manquer ou être
fugace et mal dessinée. Si le praticien n'est pas prévenu et
se rassure sur l'état du larynx d'après les observations de
MM. Bretonneau et Trousseau, etc., qui, dans la diphtérite scarlatineuse, n'ont jamais vu les couennes se propager aux voies
aériennes, il pourra voir son malade mourir d'un véritable
croup. Dans le cas de diphtérite scarlatineuse au contraire, s'il
use largement des caustiques pour préserver le larynx, il ne
fera qu'augmenter la fétidité de la gorge et l'engorgement du
cou, comme je crois l'avoir remarqué chez mes premiers malades. On ne saurait donc examiner avec trop de soin les malades, et surtout les premiers qu'on a à traiter.

Prognostic.

En général, les enfants résistaient mieux à la violence des
symptômes généraux; chez eux l'éruption se faisait plus facilement, et leurs angines, d'ailleurs, n'étaient pas les plus graves.
Lorsqu'au début d'une recrudescence de l'épidémie, un certain
nombre de malades n'étaient affectés que légèrement, on pouvait bien augurer des cas qui devaient suivre. Le degré de l'angine annonçait assez exactement l'intensité ultérieure des phénomènes généraux; un gonflement très prononcé des amygdales, des pseudo-membranes épaisses et étendues, une rougeur
pourpre de la langue, indiquaient un cas sérieux. L'absence de
l'éruption avec une fièvre modérée était du meilleur augure;

alors les malades guérissaient beaucoup plus promptement que
les autres. L'absence de l'éruption prolongée pendant 4 à 6
jours avec une fièvre très violente, était d'un mauvais prognostic.
Des frissons fréquents et opiniâtres, une prostration extrême et
rapide des forces, des vomissements multipliés et une diarrhée
très forte dès le début; une notable accélération de la respiration avec épigastralgie et fétidité de l'haleine; surtout un pouls
très fréquent, et qui bientôt par son irrégularité, sa vivacité et
sa petitesse, se laissait difficilement compter : une réaction générale, insidieuse et capricieuse; la fièvre persistant, après
l'éruption bien achevée, aussi vive qu'auparavant; la teinte li-
vide de l'éruption, avec un fond jaunâtre à la peau, sa rétroces-
sion; une grande anxiété, un coryza pseudo-membraneux occu-
pant toutes les fosses nasales, un faciès pâle et bouffi dès les premiers jours, la couleur lie de vin de l'arrière-gorge, un gonflement très prononcé du cou, des pseudo-membranes sur les
vésicatoires, etc., tous ces symptômes étaient de mauvais augure, surtout quand ils étaient réunis en certain nombre.

Traitement.

Dans la *forme la plus légère*, je me bornais à tenir les malades chaudement, à leur faire garder la chambre, à les mettre
à l'usage de tisanes adoucissantes, tièdes, et de gargarismes
légèrement astringents (décoction de pointes de ronces miellée, eau et sirop de mûres, etc...) Souvent aussi, les gargarismes étaient purement émollients (eau d'orge miellée, etc..),
même quand il existait quelques pseudo-membranes. L'angine
disparaissait tout aussi vite, la gorge se nettoyait tout aussi
bien sous l'influence de l'une et de l'autre de ces prépara-
tions. Dans cette forme et la suivante, les fumigations émol-
lientes ont paru souvent procurer un soulagement plus marqué,
une détente plus sensible des organes phlogosés. Le petit lait,
le bouillon de veau, etc..., m'ont semblé mieux adaptés peut-
être au malaise fébrile, à l'anorexie, à l'embarras gastro-abdo-

minal accusé par le patient. Quelques grains de raisins, quelques morceaux de fruits plaisaient beaucoup au malade et n'augmentait pas son angine. Souvent je pratiquais dès le début une saignée de 300 à 450 grammes; je crois avoir obtenu par là un soulagement assez évident et une abréviation sensible du malaise fébrile, surtout quand le pouls était plein, la peau chaude et la céphalalgie dominante. Je ne saurais trop dire si un purgatif salin, donné dès le début, surtout quand il y avait de la constipation, a servi parfois à améliorer l'état général.

Dans la *forme moyenne* de l'affection, bien que l'intensité plus marquée des symptômes parût réclamer un traitement plus actif, j'en suis venu peu à peu à me comporter d'une manière à peu près semblable. J'ai souvent cherché à provoquer la transpiration, par les moyens usités en pareils cas, par des lotions tièdes, légèrement vinaigrées, sur les membres, répétées 4 à 5 fois par jour; par de larges cataplasmes émollients sur l'abdomen; par une saignée de 300 à 450 grammes pratiquée au début, mais je n'ai pu obtenir ce résultat. Je me bornais d'ordinaire à une saignée; je faisais aussi concurremment une ou plusieurs applications de sangsues, suivant les indications. Placées au cou, quand on les répétait plusieurs fois et en grand nombre, de façon à produire une déperdition sanguine locale abondante, elles paraissaient avoir quelque efficacité, surtout si le sujet était fort et l'angine prédominante. J'ai cru remarquer alors qu'elles rendaient la déglutition plus facile et qu'elles aidaient au dégorgement des parties gonflées. A l'épigastre, elles ne modéraient nullement les vomissements et l'épigastralgie. Quand avec des symptômes généraux violents et une éruption à la peau bien marquée, l'angine ne dominait pas, les sangsues au cou, même multipliées, n'avaient pas grand effet. Il ne fallait même pas, alors, les prodiguer, car j'ai vu s'en suivre parfois une prostration rapide et inquiétante. Appliquées derrière les oreilles pour combattre les symptômes cérébraux, elles n'ont jamais eu d'effet marqué.

Les vomitifs m'ont toujours paru n'avoir pour résultat que de fatiguer les malades et de hâter leur affaissement.

J'arrive à une médication très importante, regardée par M. Bretonneau, entre autres, comme la seule qui dans les scarlatines épidémiques ait une action bien appréciable, et comme la seule qui paraisse parfois avoir quelque prise sur l'état général inconnu qu'on est appelé à combattre. Je veux parler des purgatifs administrés *fracta dosi* et pendant toute la durée de la période fébrile. Je me range complètement à l'avis de l'illustre praticien de Tours. C'est la seule thérapeutique qui m'a paru offrir quelque chose de positif, bien plus encore dans la forme maligne où le mal, manifestement répandu dans toute la machine, semblait se jouer de tous nos moyens, que dans la forme qui nous occupe : trois, quatre ou cinq fois par jour, je donnais un paquet composé de 2 grains (10 centigr.) de calomel et de 3 à 5 grains (15 à 25 centigr.) de jalap, de façon à obtenir deux à quatre selles par jour. Si les selles devenaient plus fréquentes, je suspendais immédiatement le purgatif. Je continuais ces évacuations jusqu'à la cessation des phénomènes fébriles.

Dans la *forme maligne*, c'est toujours à l'emploi prolongé des purgatifs *fracta dosi* que je crois pouvoir attribuer les meilleurs effets. Aux enfants, j'administrais le calomel et le jalap en pilules et à des doses proportionnées à l'âge.

Le traitement de l'angine, bien que secondaire, m'a occupé aussi dans les forme moyenne et maligne un peu plus que dans la forme légère. Au début de l'épidémie, le diagnostic de l'angine, étant, comme je l'ai dit plus haut, d'une très grande difficulté, j'avais constamment les yeux sur le larynx. Plein de la crainte de la propagation des pseudo-membranes aux voies aériennes, je cautérisais fortement avec le nitrate d'argent et l'acide hydrochlorique. Peu après, quand je vis l'innocuité entière du mal de ce côté, je renonçai aux cautérisations. Je crus remarquer, en effet, qu'elles ne faisaient qu'entretenir la phlogose de la gorge, qu'elles continuaient par suite à augmenter le

gonflement ganglionnaire du cou, et à aggraver la fétidité de l'haleine. J'en dirais presque autant des injections antiputrides, dé-
coctions de quinquina camphrées, chlorurées, etc., faites dans
la gorge et les foses nasales chez les malades pris de coryzas
pseudo-membraneux. Je les employai uniquement chez ceux
que j'ai rangés dans la forme maligne lente : j'avais pour but
de déterger la gorge et le nez. Mais je les cessai, parce qu'elles
n'atteignaient pas le but. J'en suis venu à ne m'occuper de la
gorge que très secondairement : même quand le pharynx, les
piliers, etc., sont tapissés presque partout de pseudo-membranes, je me borne à des gargarismes émollients tièdes, alter-
nés avec les gargarismes légèrement astringents que j'ai cités
plus haut. J'y joins aussi, comme méthode détersive et résolu-
tive, l'usage d'un gargarisme aluminé (4 à 6 grammes d'alun
dans 210 grammes de liquide), 5 à 7 fois dans la journée,
et bien plus rarement quelques insufflations d'alun de roche
phorphyrisé.

Aussitôt que la fièvre était tombée, l'angine s'améliorait
promptement. Je cessais immédiatement tout traitement antiphlogistique, je suspendais les purgatifs ; je mettais les malades
au régime analeptique et fortifiant, ce qui m'a paru rendre la
convalescence plus prompte.

J'ai encore à indiquer les modifications que les *cas malins* ont apportées à la thérapeutique précédemment exposée.

Le traitement antiphlogistique le plus énergique (saignées,
sangsues, lotions, cataplasmes, boissons à haute dose, etc.) n'a
pas paru enrayer d'une manière manifeste la marche des violents phénomènes fébriles qu'on avait à combattre. Chez les
sujets robustes, les sangsues au cou et aux mastoïdes, en per-
manence pendant quarante-huit heures et plus, n'amélioraient
pas sensiblement la congestion cérébrale et le délire. J'ai em-
ployé aussi plusieurs fois, dans ces cas, les bains généraux
tièdes et prolongés. Deux bains de deux heures chacun ont été
plusieurs fois donnés en vingt-quatre heures, et renouvelés le

lendemain et même le surlendemain. Dans la baignoire, le malade était calme et éprouvait du bien-être. Mais à peine était-il rentré dans son lit depuis une heure, que sa peau était aussi sèche et aussi brûlante qu'auparavant. Je renonçai aux bains, après les avoir employés chez trois malades, sans résultat bien appréciable. Une fois seulement j'ai joint aux bains tièdes les affusions froides, mais sans plus de résultat.

Les potions calmantes avec la thridace, avec le sirop diacode, le sirop d'éther, etc., n'ont pas eu grande prise, non plus que les sangsues à l'épigastre, sur les vomissements énormes du début.

Pour la diarrhée intense qui se manifestait souvent dès le début et abattait le malade, j'ai suivi le conseil de M. Bretonneau. Je donnais un purgatif salin; sept, huit et même dix selles et plus, avaient encore lieu le jour de son administration. Le lendemain, je n'avais plus que trois à quatre garderobes, et souvent moins. Puis, les jours suivants, la constipation survenait, si je n'avais pas soin de prolonger une diarrhée légère, au moyen des paquets de calomel et de jalap dont j'ai parlé plus haut. Dans cette forme grave surtout, le dévoiement modéré, entretenu pendant toute la durée des symptômes aigus, a été le traitement dans lequel j'ai eu le plus de confiance, et qui plusieurs fois, je crois, m'a réussi manifestement à conduire à bien les symptômes les plus malins. Aucune autre médication n'a paru avoir prise sur eux d'une manière aussi appréciable.

Les potions camphrées et les lavements camphrés ont été administrés plusieurs fois, d'après l'opinion des auteurs qui regardent le camphre comme un puissant moyen d'aider les éruptions exanthémateuses, qui ne se font qu'avec difficulté et incomplètement. Ce remède n'a eu aucun résultat apparent ni sur l'état ataxique général, ni sur le développement de l'éruption. J'avais soin cependant de ne le donner, ainsi qu'on le recommande, que quand l'état général ne paraissait plus réclamer les déperditions sanguines; quand l'état vultueux de la face et la force du pouls étaient tombés.

Les vésicatoires au cou, à la nuque, aux jambes, n'ont jamais eu de bons résultats. Au contraire, ils ont fini souvent par se couvrir de couennes épaisses, gangrénées, qui n'ont servi qu'à compliquer l'état du malade ; ou bien ils n'ont fait qu'augmenter l'agitation ataxique, en ajoutant à l'irritation fébrile.

Dans la forme lente maligne, le degré modéré de la fièvre, l'affaissement, la pâleur de la face, etc., m'ont fait employer parfois les toniques dès le début. Ils ne prévenaient pas les phénomènes ultérieurs plus graves.

Un point sur lequel j'ai toujours insisté, m'a paru essentiel. J'avais soin, autant que faire se pouvait, que le malade fût placé dans un appartement vaste, sec, éclairé, et modérément chauffé ; car j'ai dit plus haut que le pauvre, couché dans un réduit sale, humide et noir, me présentait des symptômes plus malins, une affection putride plus apparente. J'avais soin, tout en évitant le refroidissement, que l'air fût souvent renouvelé ; j'évitais aussi, autant qu'il était possible, la réunion d'un certain nombre de malades dans la même chambre. Tous ces soins hygiéniques m'ont paru contribuer parfois à modifier la marche grave de l'affection.

Si le patient était assez heureux pour s'en tirer, un régime fortifiant, quelquefois des ferrugineux, etc., aidaient la convalescence. J'empêchais aussi soigneusement l'exposition à l'air pendant une quinzaine de jours. J'ai déjà dit que, dans les quelques cas d'anasarque que j'ai vus, de légers purgatifs, des diurétiques, des tissus de laine chauds, le séjour de la chambre, etc., avaient suffi pour procurer la guérison en 8 à 15 jours.

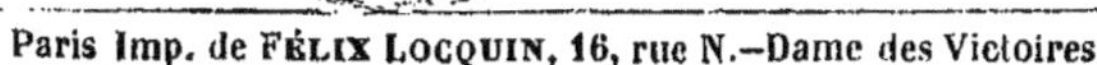

www.ingramcontent.com/pod-product-compliance
Lightning Source LLC
LaVergne TN
LVHW011028050726
842519LV00004B/1277